COMPTE-RENDU

DE L'ÉTAT

DE

L'ENSEIGNEMENT

MÉDICAL

ET DU SERVICE DE SANTÉ CIVIL ET MILITAIRE

DE L'ÉGYPTE

AU COMMENCEMENT DE MARS 1849.

PAR

A.-B. CLOT-BEY,

Inspecteur-général et président du Conseil de santé.

MARSEILLE.

TYP. ET LITH. BARLATIER-FEISSAT ET DEMONCHY,
Rue Venture, 49.

COMPTE-RENDU

DE L'ÉTAT

DE L'ENSEIGNEMENT

MÉDICAL

ET DU SERVICE DE SANTÉ CIVIL ET MILITAIRE

DE L'ÉGYPTE.

COMPTE-RENDU

DE L'ÉTAT

DE

L'ENSEIGNEMENT

MÉDICAL

ET DU SERVICE DE SANTÉ CIVIL ET MILITAIRE

DE L'ÉGYPTE

AU COMMENCEMENT DE MARS 1849,

PAR

 **A.-B. CLOT-BEY,**

Inspecteur général et président du Conseil de santé.

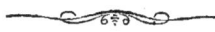

MARSEILLE.

TYP. ET LITH. BARLATIER-FEISSAT ET DEMONCHY,

Rue Venture, 49.

1862

AVANT-PROPOS

Au moment de quitter l'Égypte, je crois de mon devoir de présenter au gouvernement que j'ai servi un compte rendu de l'état dans lequel je laisse le service médical civil et militaire, dont j'avais la direction, ainsi que l'École de médecine et l'École d'accouchement.

Ce rapport offrira à l'administration un tableau résumé de cette importante branche du service public.

Si l'œuvre à laquelle je me suis voué n'a pas reçu tout le développement dont elle était susceptible, j'ai la confiance du moins que les principales difficultés ont été surmontées. Je fais les vœux les plus ardents pour que des établissements d'une aussi incontestable utilité soient conservés, et reçoivent de mes successeurs tous les perfectionnements qu'il ne m'a pas été donné de réaliser moi-même.

Bien que j'éprouve, au terme d'une laborieuse carrière, le besoin de jouir du repos que me réserve la vie de famille, je ne me sépare pas sans un serrement de cœur, on le conçoit, d'institutions que j'ai peut-être le droit de considérer comme mon ouvrage. C'est avec un profond sentiment de regret surtout que je quitte, avant le terme assigné par la nature, l'auguste vieillard dont la confiance n'a jamais cessé de soutenir mes efforts. Pour adoucir la douleur de l'éloignement, j'aurai du moins toujours présents à l'esprit les témoignages de bienveillance dont Mohamed-Ali m'a constamment honoré, et le souvenir de ses bontés me suivra dans ma retraite. Avec lui, pas une preuve de zèle qui ne reçût un encouragement, pas un acte de dévouement qui n'obtînt sa récompense. Entré en 1824 au service égyptien comme médecin et chirurgien en chef de l'armée, j'ai été successivement promu à la dignité de Bey, avec le grade de colonel (mirâlâi); nommé vice-président du conseil de santé, après l'épidémie de 1831; élevé aux fonctions d'inspecteur-général et de président du conseil de santé en 1833, et au rang de général (mirlioua) après la peste de 1835; et j'ai lieu de croire que d'autres faveurs m'étaient réservées. — Si je tiens à énumérer tous ces titres, c'est que je vois un éternel honneur pour moi dans les témoignages de sympathie du grand prince qui a conçu la pensée de donner pour base à la régénération de l'Égypte la propagation des lumières et de l'instruction.

En m'acquittant envers Mohamed-Ali de ce tribut de reconnaissance et de vénération, je suis heureux de n'emporter d'Égypte que des sentiments de gratitude pour les membres de sa famille et en particulier pour la personne de son petit-fils et successeur. Le vice-roi actuel a su reconnaître ce qu'il y avait d'honorable et de méritoire dans un dévouement de vingt-cinq ans à la cause de l'Égypte, et le firman dont je donne ici la traduction prouvera que de bons et loyaux services sont un titre à son estime comme à sa bienveillance.

Traduction d'un firman de Son Altesse Mohamed-Ali, adressé à Clot-Bey.

La gloire de la nation chrétienne, Clot-Bey, médecin des armées, que sa science dure éternellement!

Vous qui êtes un de mes serviteurs les plus laborieux et les plus habiles, qui n'avez cessé de montrer la plus grande assiduité dans l'accomplissement de vos devoirs, et qui avez mérité notre satisfaction par vos efforts et votre zèle de nous bien connus, à former dans le passé, et maintenant encore, des élèves, en enseignant la médecine aux jeunes gens confiés à vos soins, et en les instruisant dans les sciences qui ont trait à la santé publique.

Sachez que par ces motifs le grade de Bey vous a été donné tout particulièrement, et que vous avez été nommé et désigné comme vice-président du conseil de santé.

J'espère ainsi qu'à l'avenir vous appliquerez tous vos soins et vos efforts à mettre en œuvre le mérite et la science dont vous êtes doué; que cette faveur sera pour vous un motif d'acquérir de la célébrité et d'étendre votre réputation et votre renommée; que vous emploierez, en outre, tout le zèle dont vous êtes capable, à l'enseignement des élèves, et que, tout en entretenant de bons rapports avec vos supérieurs, les hauts fonctionnaires du ministère de la guerre, vous accueillerez aussi avec douceur et bienveillance les officiers et soldats, vos inférieurs.

C'est à cet effet que le présent *Bouïourdou* est émané du divan d'Egypte et de Crète à la résidence d'Alexandrie. S'il plaît à Dieu, empressez-vous d'agir conformément à sa teneur, gardez-vous bien d'y contrevenir.

10 djémasi-aouel 1247 (1832).

Traduction d'un firman de Son Altesse Mohamed-Ali, adressé à Clot-Bey.

La gloire des grands de la chrétienté, Clot-Bey, médecin en chef des armées égyptiennes, que son zèle dure éternellement !

Venu en Egypte par un effet de la bienveillance évidente du gouvernement français pour ce pays, vous avez montré, comme médecin et chirurgien, un dévouement si honorable, et rempli votre service avec tant de zèle et de talent, qu'en récompense, par une distinction spéciale, vous avez été élevé à la dignité de Bey ; l'ambition naturelle à l'homme de mérite qui s'apprécie, le rend jaloux d'accroître de plus en plus sa gloire. Vos nobles sentiments à cet égard vous ont fait saisir l'occasion d'une mission analogue à votre caractère, et dont vous devez remplir l'objet en vous rendant en France. Il vous est accordé, dans ce but, un congé de cent-vingt jours complets à partir de votre arrivée au port de Marseille ou à celui de Toulon, jusqu'à votre embarquement pour revenir. Durant tout le temps de votre voyage, votre grade et votre traitement vous seront conservés. Ainsi, Bey, conformément à nos instructions, vous vous mettrez en route pour vous rendre en France, et après vous être acquitté de la mission dont vous êtes chargé, vous reviendrez, dans le terme convenu, reprendre l'exercice ordinaire de vos fonctions.

A cet effet, le présent *Bouïourulta* a été remis entre vos mains pour que vous ayez à vous y conformer.

4 rabi-aouel 1248 (1832).

Traduction d'un firman de Son Altesse Mohamed-Ali, adressé à Clot-Bey.

La gloire des grands de la nation chrétienne, la colonne des notables de la religion de Jésus, Clot-Bey, que son habileté dure éternellement !

Sachez que vous êtes nommé inspecteur général de tout le service de santé de nos armées de terre et de mer, et que vous êtes chargé de l'examen et de l'inspection, conjointement avec le conseil général de santé, de tout le service et des Écoles de médecine, de pharmacie et vétérinaire.

Et, d'après la fidélité que vous avez montrée jusqu'à présent à notre personne, nous espérons qu'à l'avenir aussi, vous remplirez avec zèle et activité les devoirs des fonctions dont vous êtes investi ci-dessus. C'est à cet effet que le présent *Bouïourdou* a été rendu.

Avec la grâce de Dieu, vous agirez à son reçu conformément à sa teneur, gardez-vous d'y contrevenir.

12 chaoual 1249 (1833).

Traduction d'un firman de Son Altesse Mohamed-Ali, adressé à Clot-Bey.

La gloire des grands de la nation chrétienne, le président du conseil de santé, promu au grade de miriloua (général de brigade), Clot-Bey, que son habileté soit éternelle.

L'habileté, les bons services et la fidélité dans toutes les fonctions dont vous avez été chargé jusqu'à présent, et surtout les soins que vous avez donnés aux malades pendant la terrible maladie qui a dernièrement envahi l'Égypte, ayant rendu encore plus manifeste à nos yeux l'éclat de votre zèle et de votre courage ainsi que l'habileté et la capacité qui vous distinguent dans votre art, nous vous avons jugé digne d'être promu immédiatement au rang glorieux sus-désigné.

Et comme le but d'une noble ambition, pour les hommes de mérite, fidèles à l'accomplissement de leurs devoirs, est d'être remarqués, distingués et honorés parmi leurs semblables, sachez que nous vous avons gratifié et honoré du grade sus-désigné, et qu'à partir de la date du présent ordre, vous avez été élevé au rang de Miriloua. J'espère que vous déploierez toute l'habileté et le talent dont vous êtes capable dans l'accomplissement du service dont vous êtes chargé, et qu'en toute circonstance vous vous rendrez digne de notre contentement et de notre satisfaction.

C'est à cet effet que cet ordre est émané et remis entre vos mains.

Avec la grâce de Dieu, vous vous conformerez à sa teneur, gardez-vous bien d'y contrevenir.

9 rabi-akhir 1255 (1839).

Traduction d'un firman de Son Altesse Mohamed-Ali, adressé à Clot-Bey.

Mon estimé, chéri et bien aimé Clot-Bey !

Je connais tous les services que vous avez rendus à l'Egypte et la nécessité d'un changement de climat que vous fait sentir votre indisposition. En conséquence, je vous accorde un congé pour une année, avec vos appointements qui doivent courir comme ci-devant, en vous permettant de voyager partout où vous désirerez, et en vous engageant de retourner à votre poste à l'expiration de ce délai, après avoir obtenu, si Dieu le permet, une pleine guérison et recouvré une parfaite santé.

11 mohaven 1255 (1839).

Traduction d'un firman adressé par Son Altesse Abbas-Pacha, vice-roi d'Égypte, à Clot-Bey, le 10 avril 1849.

Au très-honorable, très-habile, très-distingué Clot-Bey, notre ami fidèle !

Comme vous vous êtes distingué et couvert d'honneur entre tous vos semblables, dans la direction du service de santé en Égypte depuis vingt-cinq ans.

Nous avons eu pour agréable de vous accorder, sur votre propre demande, la moitié du traitement annuel qui vous était alloué, pour en jouir votre vie durant, comme retraite dans votre pays, suivant votre désir. Si vous veniez à mourir avant que les enfants que vous avez maintenant aient atteint leur majorité, je leur donne comme gratification, jusqu'à cette époque, le quart de votre traitement annuel.

Et aussi, eu égard à vos bons services, je vous laisse, à titre de récompense, l'insigne en diamant de général de brigade (lioua-nichâni) dont vous êtes porteur.

Un ordre émané de Nous vient d'être adressé par écrit à Son Excellence Hassan-Pacha, ministre de la guerre, pour l'exécution du présent.

Je vous écris ceci pour vous faire connaître ces dispositions et afin que vous désigniez un procureur auprès du ministère de la guerre, pour toucher, à compter de ce jour, votre traitement de retraite sur les bases établies ci-dessus.

17 djémasi aouel 1265.

Cachet de S. A. le vice-roi.

ABBAS HUKMI.

PREMIÈRE PARTIE.

ORGANISATION DE L'ÉCOLE DE MÉDECINE.

I.

Difficultés qu'il a fallu vaincre.

Pour apprécier avec justesse l'organisation de l'École et ses résultats, il faut songer qu'elle fut la première créée, et qu'en second lieu son établissement devait rencontrer les plus grandes difficultés :

1° Dans l'importance et le caractère spécial des études ;

2° Dans l'impossibilité de trouver, au début, des élèves préparés à un enseignement de cette nature ;

3° Dans les préjugés qui s'élevaient contre l'anatomie humaine ;

4° Dans la double difficulté de trouver des hommes capables de traduire des traités de médecine français en arabe, et de créer, dans cette langue, une technologie médicale ;

5° Dans le manque d'un personnel enseignant, et l'absence d'un matériel.

II.

Système collégial appliqué à l'École.

L'organisation d'une École de médecine en Égypte, bien que calquée sur l'organisation des écoles d'Europe, devait subir, néanmoins, plusieurs modifications fondamentales. Ainsi, il n'eût pas été possible de se procurer des élèves, si le gouvernement ne les eût recrutés lui-même, et s'il n'eût pourvu, non seulement à leur entretien, mais encore à tous leurs besoins. Dès lors, il dut venir à la pensée du fondateur d'adopter le système collégial, qui, du reste, a une grande supériorité sur les établissements libres, surtout dans un pays où l'instruction, encore peu appréciée, devait en quelque sorte être imposée.

III.

Annexion de l'École de médecine au grand hôpital

Le système de casernement une fois admis, il devint urgent de mettre à la portée des élèves les différents moyens d'instruction pratique qui, en Europe, sont ordinairement indépendants des Facultés. C'est ainsi que l'on annexa à l'École un grand hôpital, un amphithéâtre de dissection, des cabinets de physique, d'histoire naturelle, un jardin botanique, un laboratoire de chimie et le laboratoire de la pharmacie centrale. L'école de pharmacie se trouva ainsi, par une heureuse innovation, réunie à l'École de médecine.

IV.

Doctrines de l'École de Paris adoptées comme base de l'enseignement.

Pour prévenir l'inconvénient, assez fréquent en Europe, de la diversité et de l'opposition des théories professées, il fut convenu que l'enseignement se ferait d'après les doctrines et la philosophie de l'École de Paris, et qu'on prendrait pour guides les ouvrages des professeurs de cette illustre Faculté.

V.

Nombre d'élèves que l'École devrait entretenir.

A l'époque de la création de l'École de médecine, le gouvernement ne songea qu'à former des officiers de santé pour l'armée; dès lors on crut que 100 élèves suffisaient.

Quand, plus tard, on voulut avoir des médecins civils, le nombre fut porté à 300. Après les événements de 1840, des motifs d'économie ne tardèrent pas à le faire réduire de plus de moitié : il est actuellement de 150, savoir : 125 pour la section de médecine et 25 pour la section de pharmacie. Pour déterminer le nombre des élèves d'une manière rationnelle, il convient de prendre pour base le chiffre de la population, d'après les tables de recensement : en évaluant ce chiffre à 5 millions répartis en 5,000 villes ou villages, et en calculant qu'il faut au moins un médecin pour 3,000 âmes et un pharmacien pour 10,000, il en résulte qu'on a besoin, pour le service de toute l'Égypte, de 1,600 médecins et de 500 pharmaciens.

La durée des études étant fixée à six ans, et le nombre des élèves entretenus à l'École étant de 300 pour la médecine et de 60 pour la pharmacie (compte tenu des non-valeurs estimées à 10), il sortirait annuellement 42 médecins et 8 pharmaciens. On pourrait espérer, après trente années, faire jouir le pays des bienfaits de la médecine. Ce terme expiré, on réduirait le nombre des élèves.

VI.

Travaux des traducteurs.

Les professeurs nationaux, chacun dans sa spécialité,

sont chargés de la traduction des ouvrages français en arabe. A la fin de chaque année scolaire, le jury d'examen fait le choix des livres dont la version doit être faite. Les traités élémentaires étant achevés, on a entrepris les monographies. Ainsi s'accroît annuellement la bibliothèque de l'École.

Il serait à désirer que le gouvernement encourageât les traducteurs en leur accordant des primes en raison de l'importance de leurs travaux; on pourrait alors compter sur quinze ou vingt volumes de traductions par an.

On a rencontré, dès le principe, les plus grandes difficultés pour la création du langage technique moderne, qui ne se trouvait pas dans les anciens auteurs arabes. Ces difficultés ont été vaincues de la manière la plus heureuse par le concours des ulémas et des traducteurs, qui forment en quelque sorte une académie de traduction, et elles sont tout à fait aplanies, maintenant que le vocabulaire est achevé, pour ceux qui possèdent bien les deux langues.

L'École a toujours été en avance des traductions; leur impression se trouve retardée, l'imprimerie de Boulaq ne pouvant pas suffire à tous les travaux typographiques.

Afin de tenir constamment au courant de la science les élèves de l'École, les médecins et les pharmaciens employés dans les différents services, il est fait un résumé des articles les plus importants des différents journaux scientifiques de l'Europe. On en forme un cahier qui est imprimé et distribué chaque mois.

VII.

Répartition des matières de l'enseignement.

Les matières de l'enseignement sont réparties entre huit cours, dirigés par huit professeurs ; chaque professeur est assisté par un adjoint et un répétiteur.

Les cours communs aux élèves en médecine et en pharmacie sont :

    La physique,

    La chimie,

    L'histoire naturelle des médicaments,

    La toxicologie et la pharmacie.

Et, spécialement pour les élèves en médecine :

    L'anatomie générale et descriptive,

    La physiologie,

    La pathologie générale et clinique interne,

    La pathologie et clinique chirurgicales,

    Les opérations, bandages et appareils,

    La pathologie et clinique ophthalmologiques,

    Les maladies de la peau,

    La syphilis,

    L'hygiène,

    La médecine légale,

    Les accouchements.

VIII.

Service de l'hôpital fait par les professeurs.

Les professeurs, tous nationaux, sont tenus, outre leurs leçons, de faire un service à l'hôpital : les médecins, dans les salles des malades; les pharmaciens à la pharmacie centrale, à la pharmacie de l'hôpital et au laboratoire de chimie ; ce qui apporte une très-grande économie et présente plusieurs avantages pour l'instruction.

Les professeurs adjoints représentent ici les agrégés de nos Facultés, et ils sont, de plus, préparateurs des cours et chefs de clinique.

La création des répétiteurs est une innovation qui donne les meilleurs résultats; car, en reproduisant les leçons qu'ils ont entendues à l'amphithéâtre, ces répétiteurs facilitent ou complètent par leurs explications l'intelligence des choses qui n'ont pas été comprises par les élèves.

IX.

Nécessité d'une instruction préparatoire.

A la fondation de l'Ecole, il existait une section préparatoire dont le programme embrassait la langue française, les mathématiques élémentaires, la géographie et l'histoire.

Ce n'était qu'après un an que les élèves commençaient l'étude de la physique, de la chimie, de la botanique et de la zoologie, pour se livrer ensuite à celle de la médecine et de la pharmacie. Ils continuaient, néanmoins, d'apprendre la langue française jusqu'à leur sortie, et devenaient ainsi capables de lire, de comprendre et de traduire les ouvrages scientifiques.

Cette section préparatoire fut dissoute lors de la création de l'école des langues; mais cette dernière institution n'ayant pas fourni un assez grand nombre d'élèves pour suffire aux besoins de toutes les écoles spéciales, il serait à désirer que l'on restituât, comme primitivement, la section préparatoire, ou bien que l'école des langues fut mise en mesure de donner annuellement à l'École de médecine un nombre suffisant de jeunes gens.

X.

Durée des études.

La durée des études médicales et pharmaceutiques doit être au moins de six ans, afin d'avoir des sujets assez instruits dans la théorie et dans la pratique pour exercer avec succès les deux parties de l'art de guérir.

XI.

Des examens annuels et des vacances.

A la fin de chaque année scolaire, ont lieu des examens généraux pour toutes les classes. Ces examens ont toujours été très-rigoureux. Ils ont été présidés, il y a deux ans, par le docteur Franc, professeur agrégé de la Faculté de Montpellier, et l'année dernière, par le docteur Willemain, médecin sanitaire envoyé par le gouvernement français en Egypte. Ces médecins ont rédigé eux-mêmes les questions tirées au sort par chaque élève.

XII.

Nécessité de donner de la publicité aux examens.

Dès la création de l'École d'Abbou-Zabel, le directeur, s'emparant de tous les moyens d'ouvrir le cœur de ses élèves aux nobles sentiments, et, pénétré de la nécessité de relever à leurs yeux, comme à ceux de leurs compatriotes, la dignité et l'importance de la science, donna aux examens la plus grande publicité. Tous les hauts fonctionnaires, le corps des ulémas, les consuls, les étrangers de distinction y étaient invités. Les élèves qui avaient mérité de passer d'une classe à l'autre étaient proclamés à la dernière séance, et ceux qui avaient obtenu des grades en recevaient les insignes. Cet usage s'est maintenu pendant les huit années que l'École est restée à Abbou-Zabel; mais on l'a laissé tomber en désuétude depuis la translation de l'établissement au Caire, bien que cette dernière circonstance permît au contraire, de donner plus d'éclat et de solennité à cette cérémonie. Ce puissant mobile étant venu à manquer, les élèves n'ont plus attaché autant d'importance au résultat des épreuves, et le public s'est moins occupé d'une institution bienfaisante et civilisatrice.

XIII.

Passage d'une classe à l'autre.

Les examens annuels ont pour objet de constater les progrès que les élèves ont faits dans le cours de l'année, et de régler leur passage d'une classe à l'autre. Tous ceux qui ont obtenu les annotations *bien* et *très-bien*, passent à la classe supérieure; les élèves qui ont eu *médiocre* ou *mal* restent dans la même classe.

XIV.

De la sortie des élèves.

Nous avons déjà dit que les élèves sortaient de l'École à

la fin de la sixième année, et à l'époque des examens généraux. Les besoins du service ont souvent entraîné la fâcheuse nécessité de s'écarter de cette règle.

XV.

Renouvellement des élèves.

Le renouvellement des élèves devait se faire à la fin de chaque année scolaire, proportionnellement au nombre des sortants, ce qui eût entraîné par année l'admission du sixième à peu près des étudiants composant l'École. Mais ce renouvellement ne s'est jamais opéré d'une manière régulière. Les sujets entrant, au lieu d'arriver simultanément et à l'ouverture des cours, viennent par petites fractions et à des époques différentes, circonstances fort préjudiciables aux études. Il y urgence à faire cesser un pareil inconvénient.

XVI.

Choix des professeurs.

Les professeurs d'une école de médecine doivent réunir à une grande instruction théorique une pratique solide et étendue. Ceux qui occupent aujourd'hui ces places, après avoir achevé leurs études en Egypte, avaient été passer cinq années à Paris, pour y obtenir le titre de docteur. A leur retour, ils furent employés d'abord comme professeurs adjoints, et ne devinrent professeurs titulaires qu'après un noviciat de cinq ans. Il est à désirer qu'à l'avenir on exige les mêmes garanties des sujets destinés au professorat, qu'on envoie chaque année en Europe deux élèves des plus distingués entre ceux qui ont achevé leurs cours, et connaissant bien le français, pour y perfectionner leurs études médicales ou pharmaceutiques, et y recevoir le diplôme de docteur : de cette manière il y aurait constamment douze sujets à Paris. Ce serait un moyen infaillible d'assurer à l'École une succession non interrompue de professeurs capables d'en maintenir et d'en accroître la prospérité.

XVII.

Instruction pratique.

Afin de donner aux élèves une instruction pratique solide, nous eûmes la pensée, comme il a déjà été dit, d'annexer l'École à un grand hôpital ; et, pour obtenir le plus d'éléments possible de pratique, nous sollicitâmes la faveur de recevoir dans cet établissement des malades appartenant à toutes les classes. Il fut enjoint, en conséquence, à tous les médecins des hôpitaux civils et militaires de l'Egypte, d'envoyer à l'hôpital d'instruction tous les individus offrant des cas graves qui pouvaient être transportés sans danger.

La renommée de l'École ne s'est pas limitée à l'Égypte, elle s'est étendue en Grèce, en Syrie, en Arabie ; et chaque année on voit des malades venir de ces différentes contrées pour se faire traiter par les médecins de l'École du Caire ou pour subir quelque grande opération de chirurgie.

XVIII.

Désir exprimé de voir l'École de médecine du Caire érigée en Faculté.

Les jeunes médecins indigènes, formés en Egypte, ont souvent exprimé le désir de voir l'École de médecine du Caire érigée en Faculté, surtout depuis que celle de Constantinople, qui est sa sœur cadette, confère à ses élèves le titre de docteur. Nous avons constamment résisté à cet entraînement d'amour-propre, convaincu que nous sommes que ce titre honorable n'ajouterait rien au savoir, et qu'il se trouverait souvent compromis, étant accordé à des sujets qui, bien que possédant les connaissances nécessaires pour le mériter, ne sauraient pas toujours conserver la tenue qu'il exige. Le gouvernement n'a pas encore assez fait pour placer les médecins nationaux dans une condition assez élevée et telle qu'ils puissent porter dignement la toge doctorale. Les certificats d'études délivrés par l'École nous paraissent suffisants, jusqu'à réalisation du projet qu'avait formé S. A. Mohamed-Ali, de créer en Égypte une université à l'instar de celles d'Europe.

XIX.

Surcroît de fonctions imposé aux professeurs.

Outre leurs fonctions dans l'enseignement, leur service à l'hôpital et les travaux de traduction, l'administration impose encore aux professeurs de l'École d'autres devoirs. Ainsi, le professeur de chimie est inspecteur de la monnaie ; le professeur de pharmacie est chargé des analyses des salpêtres pour la poudrerie et l'exportation ; le professeur de botanique, outre l'enseignement de cette science et les soins du jardin, est en même temps directeur et préparateur du cabinet de zoologie ; le professeur de pathologie et de clinique chirurgicale fait partie du conseil de santé, et celui d'ophtalmologie est attaché comme médecin à la maison du vice-roi.

Ce surcroît de fonctions qui *ne sont point rétribuées* doit, on le conçoit, enlever aux professeurs un temps précieux qu'ils pourraient consacrer plus utilement à leurs cours :

quiconque a plusieurs charges ne peut les remplir toutes également bien.

Ce que nous disons des professeurs, on peut l'appliquer aux membres du conseil de santé. Ceux-ci, en effet, outre leurs fonctions multipliées, sont souvent dérangés de leur service pour des missions spéciales qui les enlèvent pendant plusieurs mois aux travaux qu'ils sont chargés de diriger et dont ils sont responsables.

Il est vrai de dire que ces inconvénients résultent le plus souvent du manque de personnel ; il est également vrai que l'administration, en agissant ainsi, ne fait point un calcul d'économie, mais au moins devrait-elle tenir compte de ces circonstances dans l'appréciation des résultats.

XX.

Matériel dont l'École a besoin.

Nous ne devons pas taire que depuis quelques années l'administration a mis une telle parcimonie dans le budget de l'École, qu'elle l'a constamment laissée manquer des objets les plus nécessaires à l'enseignement :

1° En privant la bibliothèque des publications nouvelles;

2° En laissant le cabinet de physique dépourvu de beaucoup d'instruments indispensables à l'enseignement de cette science, et en refusant un artiste pour l'entretien et la réparation de ceux qui existent ;

3º En ajournant la formation d'un jardin botanique ;

4º En refusant des fonds pour l'achat d'objets d'histoire naturelle, pour la confection des armoires nécessaires à la conservation de ceux qui ont été donnés ;

5º En n'accordant pas les moyens de former un cabinet de pièces pathologiques naturelles et artificielles ;

6º En refusant de pourvoir aux besoins du laboratoire de chimie, qui manque souvent d'ustensiles et qui réclame des réparations indispensables.

Il est bon que toute la vérité soit connue à cet égard : loin d'être exagéré, ce que je dis est bien au-dessous de la vérité.

XXI.

Résultats obtenus.

Nonobstant toutes ces causes d'insuccès, cinq années s'étaient à peine écoulées que l'on prit 75 sujets pour le service des hôpitaux de l'armée et de la marine.

Un an plus tard, 12 élèves de choix étaient conduits à Paris, où ils subirent, dès leur arrivée, des examens publics dans le sein de l'Académie de médecine, avec un succès remarquable qui fut constaté par un rapport officiel.

Ainsi, après la sixième année, 87 élèves sur 100 étaient sortis de l'établissement ; le petit nombre des restants servit de moniteurs aux 100 nouveaux venus. Cette seconde série put à peine atteindre la cinquième année, réclamée qu'elle fut par le besoin des armées de l'intérieur, de l'Hedjaz, du Sennâr et de la Syrie.

Quatre autres séries de 150 environ, y compris la série existante, ont suivi les deux premières; ce qui a donné un total de 800 médecins ou pharmaciens, qui sont sortis ou près de sortir de l'École. De ce nombre, 317 sont répartis dans les différents services, 150 sont encore à l'École, quelques-uns ont été réformés; les autres ont succombé aux épidémies de peste, de choléra ou d'autres maladies.

Une critique sévère jusqu'à l'injustice a été et est encore exercée par des esprits malveillants ou prévenus contre le corps des officiers de santé nationaux. On peut répondre que, hors les cas d'urgente nécessité, cas d'ailleurs fort rares, les élèves ne sont jamais sortis de l'École sans avoir parcouru avec succès tout le programme d'études, et qu'ils n'ont obtenu d'avancement qu'après constatation faite de leur savoir et de leur bonne conduite. Si quelques-uns d'entre eux ont mérité des reproches, ce n'est point par incapacité, par ignorance, mais par manque de dignité dans l'exercice de leurs fonctions. Il n'était pas au pouvoir de leurs maîtres de changer entièrement des penchants qui tiennent au caractère national et que les habitudes premières ont fortifiés. A mesure que l'instruction se répandra davantage et que la civilisation fera des progrès, ces penchants et ces habitudes disparaîtront. Il est juste de dire aussi qu'il existe parmi les médecins et les pharmaciens indigènes beaucoup d'excellents sujets qui pourraient à tous égards soutenir le parallèle avec les hommes des autres nations.

Ce ne sont pas seulement des médecins, des pharmaciens, des chimistes plus ou moins habiles qu'a produits l'École; elle a fait plus encore pour l'avenir du pays en traduisant du français en arabe les ouvrages élémentaires sur les sciences médicales, dont plus de vingt mille exemplaires sont déjà sortis des presses de Boulaq. Je n'ai pas besoin de faire sentir combien ces travaux doivent contribuer à répandre en Orient les lumières et la civilisation. Des collections des ouvrages traduits ont été envoyées à Constantinople, à Alger, à Tunis, au Maroc, en Perse et en Syrie.

Nous osons le dire, ce n'est qu'à force de zèle, de dévouement, de persévérance poussée jusqu'à l'opiniâtreté, et de luttes incessantes, qu'on est parvenu à ces résultats.

Ainsi les principaux obstacles ont été vaincus. Mais pour assurer son perfectionnement et sa durée, l'École a besoin de l'appui soutenu et efficace du gouvernement. Si cette institution est une des gloires du souverain qui l'a créée, son successeur, en assurant son existence future, acquerra des droits plus grands encore à la reconnaissance des peuples qu'il est appelé à gouverner.

DEUXIÈME PARTIE.

ÉCOLE D'ACCOUCHEMENT.

I.

L'école d'accouchement, la première qu'on ait créée en Orient, compte environ douze années d'existence. Ce fut une grande et généreuse pensée, pour un prince musulman, que celle d'élever des femmes à la vie intellectuelle, pour faire servir leur instruction au soulagement des maux qui atteignent particulièrement les personnes de leur sexe, auxquelles la religion et l'état des mœurs permettent difficilement de recourir aux soins des médecins.

L'empire des idées de séquestration était tel, qu'on ne put d'abord avoir pour élèves que des négresses ; mais les maladies causées par l'influence climatérique en ayant fait périr en peu de temps le plus grand nombre, force fut de recourir aux filles indigènes. On parvint, non sans peine, à en réunir 60 que l'on dut prendre bien jeunes, car tout était à faire pour leur instruction. Voici le plan d'études qui fut adopté, et qui continue à être suivi.

II.

Enseignement préparatoire et accessoire.

Étude de la langue arabe poussée assez loin pour que les élèves puissent la lire et l'écrire correctement. — Étude des quatre règles fondamentales du calcul et des principes de la géométrie nécessaires à l'intelligence de l'obstétrique. — Étude des éléments de cosmographie propres à rectifier et à développer les idées.

III.

Enseignement spécial théorique.

Mêmes matières que celles de l'école d'accouchement de Paris, augmentées d'un cours d'anatomie, de physiologie, de chirurgie ministrante, de matière médicale, de pharmacie, enfin d'un cours sur les maladies des femmes et des enfants.

IV.

Enseignement spécial pratique.

L'école ayant été placée près de l'hôpital des femmes, de la Maternité, et du bureau de vaccination, les élèves font elles-mêmes les accouchements sous la direction d'une maîtresse sage-femme, et sous la surveillance d'un médecin, les opérations de petite chirurgie, les vaccinations; elles suivent, en outre, les cliniques. — En un mot, elles sont tenues aux mêmes devoirs que remplissent les élèves de l'École de médecine dans le grand hôpital de Koserléin.

V.

Personnel enseignant.

L'enseignement préparatoire est confié à un uléma, l'enseignement scientifique à un médecin indigène qui a fait ses études en France; une sage-femme, élève distinguée de la Maternité de Paris (*), est chargée de la partie théorique et pratique de l'art des accouchements; elle est assistée d'une adjointe et de plusieurs élèves répétiteurs.

(*) Mademoiselle Leweillion, qui a remporté le premier prix au concours de la Faculté, joint à une intelligence supérieure une instruction solide et une aptitude remarquable pour l'enseignement.

VI.

Durée des études.

L'enseignement comprenant à la fois les études préparatoires et l'instruction spéciale, la durée des études n'a pu être fixée à moins de six ans. — De même qu'à l'École de médecine, les élèves sont soumises au régime collégial.

VII.

Avantages déjà obtenus.

Plusieurs des élèves qui ont achevé leurs études exercent avec succès ; d'autres sont attachées aux services sanitaires au Caire, à Alexandrie, à Damiette. Ces dernières sont préposées à la visite des femmes décédées. (Ce soin était confié autrefois à des femmes européennes expertes qui recevaient 500 fr. par mois.)

Depuis que le service de la vaccination, au Caire, est fait par des femmes musulmanes, le préjugé contre ce préservatif de la petite vérole s'est éteint, et le nombre des vaccinations qui se font annuellement dans la capitale est, terme moyen, de 6 à 7,000.

Si cette belle institution continue à être protégée, elle

donnera les plus heureux résultats, et un corps d'accoucheuses instruites remplacera ces matrones ignorantes, dont la pratique routinière est presque toujours impuissante et souvent funeste.

Les traités sur l'art des accouchements, sur les maladies des femmes et des enfants, et d'autres ouvrages spéciaux, sont traduits, imprimés et mis à l'usage des élèves sages-femmes.

TROISIÈME PARTIE.

SERVICE MÉDICAL.

I.

Composition du corps médical.

Le service médical se compose actuellement :

1° Du service de la maison et de la famille du vice-roi.

2° Des hôpitaux civils des villes du Caire, d'Alexandrie, de Damiette, de Rosette, de Suez, de Kossëir, et des chefs-lieux des onze provinces.

3° Des infirmeries, des arsenaux, des chantiers, des écoles et des fabriques.

4° Des ambulances régimentaires.

5° De l'hôpital de la marine à Alexandrie et des infirmeries des navires.

Les provinces sont divisées en huit, dix, douze districts, selon leur étendue et leur population ; à chaque district sont attachés des médecins qui parcourent les villages de leur circonscription pour en reconnaître et constater l'état sanitaire, veiller à l'exacte observation des règles hygiéniques prescrites, pratiquer partout la vaccination, et donner des consultations et des médicaments aux malades, soit dans les hôpitaux des chefs-lieux, soit au dehors. A cet effet, ils portent avec eux deux caisses d'ambulance pourvues par la pharmacie du chef-lieu, qu'approvisionne la pharmacie centrale.

A chaque régiment d'infanterie de quatre bataillons sont attachés : 1 médecin-major, 3 aides-majors et 1 pharmacien sous-aide. Chaque régiment de cavalerie a 1 médecin-major, 1 aide et 1 pharmacien sous-aide.

L'organisation médicale de l'armée navale, de même que celle des troupes de terre, a été établie d'après les règlements de la marine française

TABLEAU DU PERSONNEL EXISTANT.

MÉDECINS EUROPÉENS.

Inspecteur général...................	1	
Inspecteurs de 1re classe..................	3	
Inspecteurs de 2e classe..................	4	
Principaux...........................	11	60
Majors de 1re classe....................	32	
Majors de 2e classe....................	6	
Aides-majors.........................	3	

A reporter...... 60

SERVICE MÉDICAL.

Report......... 60

PHARMACIENS EUROPÉENS.

Inspecteurs de 1re classe	2	
Inspecteur de 2e classe	1	
Principaux.............................	3	
Majors de 1re classe.....................	6	36
Majors de 2e classe	4	
Aides-majors...........................	12	
Sous-Aides.............................	8	

MÉDECINS NATIONAUX.

Inspecteur de 2e classe	1	
Principaux.............................	5	
Majors de 1re classe	4	
Majors de 2e classe	32	255
Aides-majors...........................	62	
Sous-aides.............................	120	
Aspirants..............................	31	

PHARMACIENS NATIONAUX.

Principal.............	1	
Majors de 1re classe.....................	4	
Aides-majors...........................	15	62
Sous-Aides	36	
Aspirants..............................	6	

Total.......... 413

II.

Pharmacie centrale.

La pharmacie centrale du Caire, placée près de l'Ecole de médecine, fournit des médicaments, des instruments, etc., etc., à toutes les pharmacies des hôpitaux civils et militaires. Tous les produits chimiques sortent du laboratoire de l'Ecole ; les préparations officinales se font en grand et servent à l'instruction pratique des jeunes pharmaciens.

III.

Division du corps médical.

En conséquence de la réunion des études médicales et chirurgicales dans l'enseignement, on a dû déroger en partie aux règlements français, et ne diviser le corps médical qu'en deux branches seulement, savoir : les médecins et les pharmaciens. Chacune de ces classes renferme les sept grades suivants :

1° Inspecteur de 1re classe.
2° Inspecteur de 2e classe.
3° Principal.

4° Major de 1re classe.
5° Major de 2e classe.
6° Aide-major.
7° Sous-aide.

Ces grades furent ainsi établis dans le principe, et nous avons vu avec plaisir que dans la réforme récente du service de santé militaire en France on les a fixés à peu près de la même manière. — Multiplier les grades, c'est multiplier les motifs d'émulation ; car, pour un médecin, comme pour tous les fonctionnaires, rien n'est plus décourageant que l'immutabilité de position.

La division des grades, la hiérarchie, les règlements, le formulaire, sont les mêmes dans le service civil, dans la marine et dans l'armée.

IV.

De l'avancement.

L'avancement fut réglé ainsi qu'il suit :

A l'expiration des six années d'études, les élèves sortant devaient obtenir le grade de sous-aide.

Après trois ans de ce grade, ils étaient aptes à recevoir celui d'aide-major ;

Après trois autres années, celui de major de 2e classe ;

Après quatre ans, celui de major de 1re classe ;

Après cinq ans de ce grade, celui de principal ;

Après cinq ans, celui de major de 2° classe.

Pour le grade d'inspecteur de 1re classe le terme n'est pas fixé.

Dans les différentes promotions on tenait compte de l'ancienneté, mais elle ne dispensait pas de l'examen ou du concours, dont le but principal était d'obliger les officiers de santé à l'étude et aux progrès, par la perspective d'un avancement qui pouvait leur manquer s'ils ne réunissaient aux conditions de temps les conditions de savoir.

Il est à regretter que cet ordre de promotion n'ait pas été suivi au fur et à mesure des vacances d'emplois, et qu'on ait laissé dans le même grade, bien au-delà du temps fixé, la plupart des officiers de santé que leur mérite et les services rendus recommandaient autant que l'ancienneté.

L'année dernière surtout, cette disposition fondamentale a reçu une atteinte profonde dans l'arrêté ministériel qui oblige les élèves, à la sortie de l'École, à servir pendant trois ans avec le titre d'aspirant, avant de pouvoir prétendre au grade de sous-aide. Cette disposition est essentiellement préjudiciable aux études et au service. Dans l'École elle porte le découragement au cœur des élèves qui n'entrevoient le grade de *sous-aide* qu'après *neuf années* d'un travail opiniâtre. Hors de l'école, elle blesse l'amour-propre, compromet la dignité de ces officiers de santé placés à côté de sous-lieutenants mieux payés, plus gradés, et partant plus considérés qu'eux, quoique bien inférieurs sous le rapport de l'instruction, de l'importance et de l'étendue du service. Disons aussi que la médiocrité du traitement affecté à la classe des aspirants peut les pousser à commettre des fautes que leur état de gêne excuse et justifie même jusqu'à un certain point.

Cette mesure contraste étrangement avec ce qui se passe à Constantinople, où les élèves sortent de l'école avec les grades de major ou de principal, qui répondent à ceux de chef de bataillon ou de colonel. Nous sommes loin d'approuver ce luxe d'avancement : les deux extrêmes sont également à éviter.

V.

Conseil général de santé.

Un conseil général de santé, composé de trois médecins et d'un pharmacien, a la haute direction du service médical civil et militaire. Il est placé sous l'autorité des ministres de l'intérieur, de l'instruction publique, de la guerre et de la marine, chacun en ce qui le concerne. Les membres du conseil, outre la tenue de leurs séances, inspectent les différentes branches du service, forment les conseils de révision, président aux examens annuels de l'École, et proposent les améliorations qui doivent être apportées dans le service.

La centralisation de toutes les branches du service médical sous une seule autorité est justifiée par le système général d'administration dont le principe est essentiellement unitaire. Ainsi les arsenaux, les ateliers du ministère de la guerre fournissent le matériel, et c'est à la pharmacie centrale que s'approvisionnent tous les établissements civils et militaires. Il n'est pas besoin d'ajouter que sous le point de vue de l'économie, le gouvernement trouve de très-grands avantages à cette centralisation, avantages qui se font également sentir en ce qui touche le personnel, puisque selon les besoins, on peut faire passer alternativement les différents sujets d'un service à l'autre.

Dans le principe, on ne s'était pas montré difficile sur le choix des médecins, où, pour mieux dire, l'administration n'avait pas à choisir; mais lorsqu'une organisation régulière fut établie, on se montra beaucoup plus sévère, et aucun médecin ni aucun pharmacien n'est plus admis aujourd'hui sans être muni de titres authentiques.

VI.

Partie administrative.

Je ne dirai que peu de mots de la partie administrative, qui n'est pas de mon ressort, et à l'organisation de laquelle pourtant j'ai dû concourir. Les règlements des hôpitaux militaires de France furent adoptés avec quelques modifications. Sous le rapport du mobilier, de la lingerie, des ustensiles et du régime alimentaire, ces règlements ont été très restreints ; en conséquence, nos établissements laissent encore à désirer ; les bâtiments qui servent aujourd'hui d'hôpitaux n'ayant d'ailleurs pas été construits pour cet usage, on comprend qu'ils ne peuvent remplir toutes les conditions voulues.

Ce qui a nui à la bonne application de ces règlements, c'est l'absence d'un corps d'officiers d'administration et d'un corps d'infirmiers. Il serait à désirer qu'on remplît cette lacune en formant des sujets qui, après avoir fait une étude spéciale de la matière, en suivraient l'application à Koserléin, ce qui constituerait une sorte de noviciat, à la suite duquel ces sujets seraient répartis dans les différents services.

VII.

Avantages que l'Égypte retire du service médical.

Le nombre des médecins que possède l'Égypte est encore insuffisant, puisque pour 4 millions d'habitants il y a à peine 400 médecins étrangers ou nationaux, ce qui n'en donne que 1 pour 10,000 individus, tandis que dans les pays civilisés, en France par exemple, on en compte 1 par

1,000 individus. Cependant ce petit nombre d'hommes de l'art rend des services à la population égyptienne :

1° Dans l'armée et dans la marine, où tous les militaires sans exception sont traités des maladies dont ils sont atteints.

2° Dans les écoles, où les élèves reçoivent également tous les secours de l'art.

3° Il en est de même dans les arsenaux, les fabriques et les chantiers.

4° Dans la ville du Caire, il y a, dans les 10 quartiers, 10 médecins qui donnent à domicile des consultations et des médicaments gratuits aux indigents, indépendamment des soins que reçoivent les malades qui vont se faire traiter à l'hôpital civil.

Le service des provinces réclame au moins le triple du personnel existant. Alors seulement tous les habitants de l'Egypte pourront jouir des bienfaits de la médecine.

VIII.

Service de la vaccination.

Le service de la vaccination est encore insuffisant pour faire jouir toute la population de ses bienfaits, car chaque vaccinateur a au moins 40 à 50 villages à parcourir, tandis qu'il suffit à peine pour la moitié. Néanmoins la petite vérole a considérablement diminué ses ravages, et l'on n'a plus vu paraître ces terribles épidémies qui avaient lieu presque chaque année et qui enlevaient plus de la moitié des enfants. C'est, sans contredit, à la vaccination que l'Egypte doit l'accroissement de sa population depuis ces dernières années ; et si ce service reçoit toutes les améliorations dont il est susceptible, la vallée du Nil aura suffisamment d'habitants pour cultiver ses terres fertiles et appeler sur ce sol privilégié l'abondance et la richesse. Ces améliorations consistent principalement à accroître le nombre des vaccinateurs, de manière à ce qu'il y en ait au moins 1 pour 10 villages. Il faudrait pour cela augmenter le nombre des médecins dans les provinces.

IX.

Des chirurgiens-barbiers.

En attendant l'époque assez éloignée où l'Egypte pourra avoir suffisamment de médecins sortis de l'Ecole du Caire, on pourrait mettre à exécution un projet que nous avons présenté depuis longtemps, lequel consisterait à donner aux chirurgiens-barbiers du pays une instruction plus étendue et plus précise que celle qu'ils possèdent. On aurait à leur enseigner en théorie et en pratique ce qui est contenu dans le *Traité de médecine populaire* que nous avons rédigé et qui fut imprimé il y a cinq ans par ordre du vice-roi. Cet ouvrage est divisé ainsi qu'il suit :

Première partie. Description succincte des organes du corps humain et de leurs fonctions (quelques notions anatomiques étant indispensables pour parvenir à connaître les lésions des tissus et les dérangements des fonctions).

Deuxième partie. Précis d'hygiène privée et publique, ou l'art de conserver la santé des individus de tout âge et de toutes conditions, et mesures d'assainissement applicables à l'Egypte.

Troisième partie. Soins à donner aux femmes en couches et aux enfants nouveau-nés.

Quatrième partie. Description des maladies internes les plus fréquentes en Egypte, et leur traitement.

Cinquième partie. Traitement des affections externes ou chirurgicales, telles que les contusions, les plaies, les fractures, les luxations, etc.

Sixième partie. Secours à donner aux individus empoisonnés, asphyxiés par les gaz délétères, aux noyés, à ceux qui ont été mordus par des animaux venimeux, tels que serpents, scorpions, etc., etc.

Septième partie. Recueil de formules, de recettes médicales propres au traitement des maladies décrites dans l'ouvrage.

Je ne me suis point borné à l'exposition des symptômes propres à faire connaître les maladies, à indiquer la manière la plus convenable de les traiter ; j'ai encore combattu les préjugés les plus acrédités qui poussent le vulgaire à employer des pratiques et des drogues dangereuses. J'ai surtout fait en sorte que ce livre ne pût jamais devenir un instrument nuisible entre les mains du peuple. Autant que possible je me suis tenu à l'indication des remèdes doux et simples, et si, pour le traitement de quelques maladies, j'ai dû parler de substances qui, mal employées, pourraient être nuisibles, je n'ai pas manqué de faire connaître les précautions à prendre dans leur emploi.

Ce livre est un résumé des préceptes des meilleurs auteurs, auxquels j'ai ajouté le fruit de dix-neuf années d'expérience en Egypte.

Je l'ai rédigé de manière à être compris par les personnes étrangères à la médecine et à être à la portée de toutes les intelligences.

Pour mettre ce projet à exécution, il faudrait d'abord exiger qu'à l'avenir nul ne fût admis dans la classe des chirurgiens-barbiers s'il ne sait lire et écrire correctement, et s'il n'a passé trois mois à l'École de médecine à suivre les visites et les pansements, et le cours spécial qui sera fait pour eux.

Tous les barbiers exerçant actuellement dans la capitale et dans les provinces, qui n'ont pas atteint l'âge de quarante ans, seraient obligés de venir passer trois mois à l'École par série de 50 ; pendant ce temps ils seraient logés et nourris aux frais du gouvernement; chacun d'eux recevrait, en outre, un volume de l'ouvrage de médecine populaire, et une petite trousse de chirurgie; il leur serait donné enfin un certificat entraînant le droit d'exercer dans les limites de leur instruction.

Les chirurgiens-barbiers, malgré cette faible instruction, pourraient néanmoins rendre des services signalés, et être des auxiliaires très utiles aux médecins des provinces pour le service hygiénique, sanitaire, et pour la vaccination.

QUATRIÈME PARTIE.

RAPPORT DU PROFESSEUR LALLEMAND.

I.

Bien que l'École de médecine du Caire compte vingt-deux ans d'existence, que son organisation ait reçu l'assentiment des juges les plus compétents, que l'instruction des élèves ait été annuellement constatée par de solennelles épreuves, qu'elle ait fourni aux divers services publics près de 800 médecins ou pharmaciens; cependant des doutes, entretenus par la malveillance ou par l'ignorance des faits, planent encore sur la valeur de son enseignement, sur la capacité des élèves qui y ont été formés, et sur les services qu'elle a rendus et qu'elle est destinée à rendre encore à l'Égypte. Il en résulte que la confiance du gouvernement s'est trouvée affaiblie, et que ses dispositions favorables envers l'institution ont été plus d'une fois neutralisées.

On comprendra que j'aie dû saisir avec empressement l'occasion que m'a fournie la présence au Caire de l'un des plus grands maîtres de l'art, M. Lallemand, pour invoquer l'autorité de son jugement sur l'organisation de l'École de médecine et de l'école d'accouchement, sur le mode d'enseignement qui y est adopté, et sur le mérite des sujets qui y reçoivent l'instruction. En conséquence, j'écrivis officiellement au ministre de l'instruction publique la lettre suivante :

« Monsieur le Ministre,

» L'Égypte possède en ce moment un des plus célèbres médecins de l'Europe, le docteur Lallemand, qui a été doyen de la Faculté de Montpellier, et qui est actuellement membre de l'Institut national de France.

» Nous désirons que le gouvernement saisisse cette heureuse circonstance pour inviter l'illustre professeur à examiner dans tous ses détails l'organisation de l'École de médecine, de l'école d'accouchement et les diverses branches du service médical. Personne mieux que lui n'est à même d'éclairer l'administration et de donner des conseils utiles sur les réformes et les améliorations dont ces institutions seraient susceptibles.

» Nous espérons que Votre Excellence voudra bien prier M. Lallemand de visiter ces établissements et s'entendre avec lui sur la manière dont il sera procédé aux inspections des écoles et des hôpitaux. Afin qu'il puisse tout apprécier avec connaissance de cause, nous présenterons par écrit le tableau général de l'état de l'enseignement et de la pratique médicale, dont copie sera également remise à Votre Excellence.

» Nous vous prions, Monsieur le Ministre, de vouloir bien déléguer des personnes étrangères à l'École et versées dans la langue arabe et dans langue française, afin que le professeur Lallemand ne puisse avoir aucun doute sur la fidélité de la traduction des examens qu'il pourra être à même de faire subir aux élèves et aux répétiteurs qui ne connaissent pas bien le français.

» Votre Excellence comprendra qu'il est nécessaire et convenable de donner de la solennité à cet acte pour prouver l'importance que le gouvernement y attache, et montrer à l'illustre professeur le cas qu'il fait de sa bienveillante intervention.

» Caire, 2 décembre 1848. »

S. E. Edhem-Bey a répondu à ma demande en faisant une démarche personnelle auprès de M. Lallemand pour l'inviter à vouloir bien visiter les deux écoles et les hôpitaux. Dès lors j'ai cru devoir lui remettre l'exposé de l'organisation de l'Ecole qu'on vient de lire, en lui adressant la lettre suivante :

« Monsieur le Professeur,

» J'espère que vous accueillerez favorablement la demande que je viens vous adresser.

» J'ai créé en Égypte une École de médecine, une école d'accouchement, et j'y ai organisé le service médical civil et militaire. J'ai apporté à cette œuvre tout ce que j'avais d'intelligence ; je me suis appliqué à l'adapter le mieux possible aux besoins du pays et aux ressources qu'il offre : il n'est pas nécessaire que je vous dise les difficultés sans nombre et de tout genre que j'ai rencontrées et que je me suis efforcé de surmonter en déployant tout le zèle, le courage et la persévérance dont je suis capable. Je suis loin de croire pourtant que tout soit fait et que ces institutions aient atteint le perfectionnement dont elles sont susceptibles.

» Ces motifs me font désirer de profiter de votre présence au Caire pour vous demander l'assistance de vos lumières et de vos conseils, que je réclame à titre de confrère, de compatriote et d'ami, et au nom de l'humanité et de la science ; car l'École de médecine d'Égypte est destinée, non seulement à procurer les secours de l'art bienfaiteur aux quatre millions d'habitants qui occupent la vallée du Nil, mais encore à faire revivre les connaissances médicales dans le pays qui en fut le berceau.

» Les améliorations que vous conseillerez marqueront votre passage en Égypte, et votre nom, que la traduction de vos ouvrages et la transmission de vos doctrines ont si bien fait connaître aux élèves et aux professeurs de notre École, acquerra de nouveaux droits à leur reconnaissance et à leur vénération.

» Pour que vous soyez mieux préparé à juger ce qui a été fait jusqu'à ce jour, j'ai l'honneur de vous adresser un aperçu de l'état de l'enseignement et de l'organisation du service médical. Afin qu'il ne puisse naître dans votre esprit aucun doute sur la fidélité de la traduction des réponses qui vous seront faites par des élèves peu exercés à parler le français, j'ai prié le ministre de vous faire accompagner par des personnes instruites dans les deux langues et étrangères à l'École, qui suivront l'interprétation des professeurs.

» Je vous prie encore, quelle que soit l'impression que vous aurez reçue dans ces examens, de vouloir bien la faire connaître par écrit avec toute l'indépendance et la loyauté de votre noble caractère. Ce qui m'importe le plus, c'est que, dans l'intérêt du bien, la vérité tout entière soit connue.

» Agréez, etc.

» Caire, 18 décembre 1848. »

II.

Procès-verbal des examens faits par le professeur Lallemand à l'Ecole de médecine.

M. le professeur Lallemand s'est rendu à l'École de médecine le 22 décembre, à sept heures du matin ; il a été reçu dans l'amphithéâtre où se trouvaient réunis les professeurs et les élèves. De vifs applaudissements ont accueilli le savant médecin à son entrée dans l'amphithéâtre.

M. Lallemand était accompagné des membres du conseil général de santé, de M. Abderhaman-Effendi, délégué du ministère de l'instruction publique, et de M. Belin, drogman chancelier du consulat de France au Caire. Ces deux derniers ont bien voulu accepter l'invitation qui leur a été faite de contrôler l'exactitude des interprétations. Plusieurs personnes de distinction, des médecins, des pharmaciens assistaient également à cette séance. Les élèves, au nombre de 117, étaient rangés par classes.

Le docteur Clot-Bey a prononcé cette courte allocution :

« Vous comprenez la joie que j'éprouve de recevoir aujourd'hui dans l'École du Caire celui dont je fus, il y a trente ans, le disciple et l'ami, et des mains duquel je reçus deux fois le bonnet doctoral.

» Les professeurs et les élèves sont heureux de pouvoir

admirer le savant médecin et l'habile chirurgien dont le nom a tant de fois retenti dans cet amphithéâtre, et qui y est inscrit parmi ceux qui ont fait époque dans la science.

» Vous allez juger ce qu'ont produit les efforts que mes collaborateurs et moi avons faits pour surmonter les premières difficultés qu'a dû nécessairement offrir cette création. Vous daignerez nous guider, très honoré maître, par vos sages conseils, afin que nous puissions marcher avec plus de succès dans la carrière si difficile de l'art de guérir. De votre présence ici datera, nous l'espérons tous, une ère de prospérité pour la nouvelle École arabe. »

M. Mohamed-Ali, professeur de pathologie et de clinique chirurgicale, a prononcé, au nom de ses collègues, un discours analogue à la circonstance.

Un étudiant de la première classe, délégué par les élèves, a remis au professeur Lallemand une pièce de vers arabes, dans laquelle est exprimé, avec le poétique langage des Orientaux, le bonheur qu'ils éprouvent d'être visités par le savant médecin et l'habile chirurgien français.

Après ces lectures, qui ont duré environ une heure, M. Lallemand s'est fait présenter le programme des cours : il a déclaré qu'il désirait choisir lui-même dans chaque classe les élèves qui devraient être interrogés. Il a commencé par ceux de la cinquième classe (1re année), qui n'étaient entrés à l'École que depuis quatre mois et demi.

Les questions qu'il leur a adressées ont porté sur la physique et la botanique :

Composition de l'eau ;

Composition de l'air ;

Racines et leurs fonctions.

Il a passé ensuite aux élèves qui commençaient la deuxième année. Les questions qu'il leur a posées sont les suivantes :

Description de la colonne vertébrale ;

Ses divisions.

Caractère distinctif de chaque vertèbre ;

Leur mode d'articulation ;

Notamment celui de la première et deuxième vertèbre cervicale.

Les élèves de la troisième classe (4e année) ont été interrogés sur la digestion et la nutrition.

Ceux de la deuxième classe (4e année), sur les éléments de l'air propres à la respiration.

Comment s'accomplit cette fonction ;

Les causes de la coloration du sang.

A onze heures, les examens ont été interrompus et repris à une heure.

Le professeur a continué à interroger les élèves de la deuxième classe (4e année). Il a demandé :

La description des muscles de l'abdomen ;

La ligature des artères radiale, cubitale et brachiale, exécutée sur le cadavre. Les examens de cette journée se sont prolongés jusqu'après le coucher du soleil.

Le 22 décembre, les épreuves ont continué sur le cadavre pour les élèves de la première classe (5ᵉ année). Il a été procédé à la ligature de l'artère sous-clavière, de la carotide, de l'axillaire à sa partie supérieure, à sa partie moyenne et à sa partie inférieure ;

Ligature de l'artère iliaque externe et de la fémorale.

Ces opérations ont duré cinq heures consécutives.

Le 23, les élèves pharmaciens de la première classe ont été examinés sur la botanique. Ils ont eu à répondre sur les classifications selon Linné, Jussieu et Tournefort ;

Sur les caractères distinctifs de la famille des légumineuses.

Le 24, étaient présents à l'examen S. E. Edhem-Bey, ministre de l'instruction publique, et Refât-Effendi, chef de division au même ministère. Il a eu pour objet :

La bronchite ;

La pneumonie;

La pleurodynie;

La manière d'employer l'auscultation et la percussion dans le diagnostic des affections de poitrine;

La gastrite;

La gastro-entérite aiguë ;

Leurs causes, leurs symptômes, leur traitement ;

La dyssenterie;

Rapport entre la peau et les membranes muqueuses;

Effet hygiénique des vêtements ;

Les causes des palpitations de cœur, si fréquentes en Egypte ;

Digression sur la taille et la lithotricie.

Ces examens ont eu lieu dans la salle des cliniques, et ont duré sept heures.

Le professeur Lallemand a déclaré qu'il n'avait pas d'autres épreuves à faire subir, et qu'il était suffisamment éclairé sur l'instruction théorique et pratique des élèves. En quittant l'établissement, il leur a adressé des félicitations ainsi qu'aux professeurs.

(Suivent les signatures).

III.

Procès-verbal des examens de l'école d'accouchement.

Le 17 du mois de décembre, à deux heures après midi, M. le professeur Lallemand s'est rendu à la maternité, accompagné du président du conseil général de santé, de M. Abderhaman-Effendi, délégué du ministère de l'instruction publique : il a été reçu par M. Ahmet-Rachidi, uléma, médecin de l'école de Paris, professeur de clinique à l'hôpital des femmes, et mademoiselle Leweillion, directrice et professeur d'accouchement.

Soixante jeunes filles musulmanes, formant cinq classes, étaient réunies dans la salle d'études.

Sur ce nombre, 19 suivent le cours d'accouchement, des maladies des femmes et des enfants ; les autres sont encore aux études préparatoires : à l'ostéologie, aux principes d'anatomie et de petite chirurgie.

M. le professeur Lallemand a choisi lui-même parmi ces 19 élèves celles qu'il voulait interroger.

Cinq ont été successivement appelées.

La première a répondu aux questions suivantes :

Structure de l'utérus à l'état de vacuité ; ses vaisseaux, ses nerfs ;

Des changements qui surviennent dans cet organe pendant la grossesse ;

Description anatomique de l'ovaire ;

Des vésicules ovariennes, et leurs évolutions ;

Du corps jaune ;

Des organes contenus dans le grand et le petit bassin ;

Des muscles de l'abdomen ;

La seconde a été interrogée sur la différence du bassin de la femme, comparé au bassin de l'homme ;

Des ligaments de l'utérus ;

Rapports de l'utérus à l'état de vacuité et à l'état de gestation ;

Direction du canal de l'urètre ;

Du cathétérisme chez les femmes enceintes ;

Modes de production des fistules vésico-vaginales et recto-vaginales dans les accouchements laborieux.

Cette séance a duré jusqu'à cinq heures du soir.

Le 28, à trois heures après midi, M. le professeur Lallemand a repris les examens.

La troisième élève a eu à répondre :

Sur la structure, la forme, les dimensions de la tête du fœtus à terme ;

Sur les diamètres et les axes du bassin ;

Sur les bonnes et les mauvaises présentations et les nuances de positions ;

Sur l'enclavement de la tête.

La quatrième a répondu :

Sur le diagnostic des grossesses gémellaires ;

Attitude respective des fœtus dans la cavité utérine ;

Les particularités que peuvent présenter les placentas dans les grossesses gémellaires ;

Les précautions à prendre pour la délivrance ;

De l'hémorrhagie par le cordon ombilical ;

La cinquième a eu à traiter :

De la version pelvienne, et l'a exécutée sur le mannequin après l'avoir longuement décrite ;

De la grossesse extra-utérine.

Cette séance, à laquelle ont assisté MM. les docteurs Prus et Dessaigne, a duré jusqu'à la nuit.

Le lendemain, M. le docteur Lallemand, après avoir entendu une leçon à laquelle il avait désiré assister, a félicité mademoiselle Leweillion sur l'étendue de ses connaissances et lui a témoigné, dans les termes les plus flatteurs, combien il était satisfait de la clarté, de la précision et de la méthode qui distinguent son enseignement.

(Suivent les signatures).

IV.

M. le professeur Lallemand, en m'envoyant une copie du rapport qu'il a fait au ministre de l'instruction publique, et qu'on va lire ci-après, m'a adressé la lettre suivante :

« Mon cher Clot-Bey,

» Je vous envoie copie des observations que je viens d'adresser à votre ministre de l'instruction publique sur ce qui touche à l'enseignement médical, et je vous remercie des notes étendues, pleines de précision, que vous avez eu la bonté de me communiquer dès mon arrivée ici, pour me guider dans mes recherches.

» Vous verrez sur quelles raisons je me fonde pour faire autoriser l'Ecole de médecine du Caire à recevoir des docteurs. Quand le diplôme n'aurait d'autre importance, dans le principe, que de conférer un titre à l'avancement dans la hiérarchie médicale, ce serait déjà le plus utile stimulant au zèle de vos élèves, dont plusieurs sont vraiment dignes de cette honorable distinction. La confiance accordée à ce cachet de capacité naîtrait bientôt de la sévérité des épreuves. Dans tous les pays, l'importance attachée au doctorat dépend de la nature des épreuves subies dans la Faculté qui confère le diplôme.

» Si je n'ai pas cité plus souvent votre nom, si je me suis abstenu de tout ce qui pouvait ressembler à des éloges, c'est que j'ai voulu laisser parler les faits, et que d'ailleurs le ministre ne peut ignorer tout ce qu'il vous a fallu de persévérance, d'habileté et même de courage, pour vaincre les imposants préjugés soulevés contre les dissections et les ouvertures des cadavres; pour surmonter les nombreux obstacles qui s'opposaient au succès d'une École de médecine et d'une école de sages-femmes dans un pays tel que celui-ci.

» Quel que soit son avenir, suivant la direction qui lui sera désormais imprimée, il vous devra toujours le plus éminent des services; car les bienfaits de la médecine sont loin de se borner à l'application immédiate des moyens de guérir : ils s'étendent à tout ce qui touche à l'hygiène publique, dont aucun pays n'a plus besoin de s'occuper que celui-ci; ils tendent invinciblement à détruire les préjugés les plus dangereux et les mieux enracinés; enfin ils popularisent nécessairement l'étude de toutes les sciences, puisque l'art de guérir ne peut se passer d'aucune...

» Voilà, mon cher Clot-Bey, ce que vous avez su faire comprendre à Mohamed-Ali et faire prévaloir jusqu'à présent.... C'est un honneur que personne, *quoi qu'il arrive*, ne pourra vous ôter : c'est mieux encore, c'est une satisfaction qui doit faire le bonheur intime de votre conscience et vous consoler de tout, et c'est de cela surtout que vous félicite bien sincèrement

« Votre ami le plus ancien et le plus dévoué.

» LALLEMAND.

« Caire, 1er février 1849. »

V.

« Monsieur le Ministre,

» Conformément à vos désirs, je vous adresse les réflexions qui m'ont été suggérées par ce que j'ai pu remarquer ici de relatif à vos attributions en m'attachant surtout à l'objet habituel de nos études.

» Les imposants débris dont le sol de l'Égypte est couvert montrent clairement que son antique splendeur était le fruit d'une civilisation avancée, bien antérieure à nos premières notions sur la Grèce. Aujourd'hui les rôles sont changés, mais ce second contraste entre l'Europe actuelle et la terre des Pharaons n'est pas moins concluant. Aujourd'hui, comme autrefois, comme toujours, la prospérité des nations est en raison de leurs progrès relatifs dans les sciences et dans les arts. Évidemment le sol de l'Égypte n'est pas moins fertile qu'au temps des Mœris et des Sésostris ; le ciel n'est pas moins pur ni le soleil moins chaud; les débordements du Nil se reproduisent aux mêmes époques et avec les mêmes phénomènes ; les femmes enfin ne sont pas moins fécondes : pourquoi donc la même terre n'est-elle plus couverte que du tiers des habitants qu'elle nourissait autrefois dans l'abondance? C'est qu'elle est restée étrangère au mouvement intellectuel auquel jadis elle donnait l'impulsion. Que doit faire le pouvoir pour lui rendre sa première prospérité ? Il doit y rappeler les sciences et les arts dont le foyer s'est déplacé. Mohamed-Ali avait bien compris cette nécessité, et ce sera sa plus grande gloire. Aussi s'est-il hâté d'appeler près de lui des hommes supérieurs dans tous les genres. C'était par là qu'il fallait commencer pour obtenir des résultats rapides, immédiats ; mais cela ne suffisait pas pour amener des améliorations durables, et pour assurer l'avenir. Il faut des subalternes intelligents pour seconder convenablement les chefs de service, il faut des institutions bien combinées pour amener la régénération d'un peuple. C'est donc maintenant des institutions scientifiques qu'il faut s'occuper, sous peine de voir avorter bientôt les germes des améliorations obtenues.

« Pour cela plusieurs moyens doivent être combinés :
1° Appeler encore d'Europe des professeurs tout formés pour les écoles qui n'ont pas encore de sujets nationaux suffisamment instruits, et surtout conserver les étrangers qui ont concouru à leur fondation, et qui ont l'avantage sur les nouveaux arrivés, de connaître le pays, les mœurs et la langue.

« 2° Envoyer en Europe les élèves les plus intelligents pour en faire plus tard des professeurs indigènes.

» 3° Enfin, préparer l'éducation première des enfants, en vue des générations futures.

» Pour me faire mieux comprendre, je prendrai pour exemple l'enseignement médical, auquel j'ai dû naturellement attacher le plus d'importance. Depuis mon arrivée au Caire, je n'ai cessé de m'en occuper. Après avoir pris connaissance d'un rapport très-détaillé de Clot-Bey sur ce sujet, j'ai passé huit jours consécutifs à l'École de médecine pour m'assurer exactement de l'état des choses sur lesquelles j'avais à me prononcer clairement et sans réserve. J'exposerai d'abord ce qui est, tel que je l'ai vu, je dirai ensuite ce qui devrait être, du moins d'après ma manière de voir.

» Ma première préoccupation a été de m'assurer que mes qustions et les réponses des élèves seraient fidèlement traduites. A cet effet, j'ai prié M. Belin, chancelier, interprète du consulat de France, et M. Abderhaman-Effendi, tous deux étrangers à l'Ecole, d'assister à chaque séance, et de me rendre, dans les cas douteux, le sens précis de chaque phrase et même l'équivalent de chaque expression ; ce qu'ils ont bien voulu faire avec une scrupuleuse exactitude toutes les fois que l'occasion s'en est présentée.

» Pour savoir si la mémoire des élèves ne les servait pas plus que leur intelligence, j'ai toujours eu soin de ne pas leur poser les questions comme elles le sont dans les livres, surtout dans les livres élémentaires, de faire naître l'argumentation incidemment, et de multiplier les objections. Au reste, trente années d'expérience comme examinateur m'ont permis, je crois, de démêler facilement ce qui tenait à l'intelligence réelle des choses d'avec les secours de la mémoire.

« Je dirai aussi que j'ai toujours eu soin de désigner moi-même, dans chaque division, l'élève que je voulais interroger, et de ne pas accepter le premier qui se présentait ou celui qu'on semblait m'indiquer. D'ailleurs dans les questions d'anatomie, je leur ai fait désigner chaque objet et quand il s'est agi d'opérations à pratiquer sur le cadavre je n'ai pu craindre aucune influence étrangère.

« Après m'être entouré de toutes ces précautions, je crois avoir le droit de dire que ces huit jours d'épreuves m'ont complétement satisfait, et que des Français pris dans les mêmes conditions n'auraient pas été plus avancés dans un temps égal. Cependant ces élèves n'avaient pas été préparés comme les nôtres, par de longues années d'études littéraires et scientifiques; ils avaient dû, par conséquent, apprendre plus de choses accessoires avant d'aborder les études purement médicales. Cependant la durée totale de leurs études n'est que de cinq années. J'ai donc eu lieu d'être surpris de tout ce qu'ils avaient appris en si peu de temps; surtout en pensant qu'ils avaient été pris indistinctement, sans qu'on consultât leur aptitude et leurs inclinations. J'ai l'entière conviction que nulle part avec de pareils éléments, il n'eût été possible d'obtenir davantage. Dans le nombre de ces élèves, j'en ai trouvé qui feraient honneur à toutes les Facultés, et plusieurs méritent même d'être envoyés en Europe pour devenir bientôt d'excellents professeurs.

» L'Ecole de médecine du Caire peut donc, dès aujourd'hui, fournir des praticiens dignes de toute confiance, et même quelques sujets propres à l'enseignement. Ce sont là des preuves décisives de l'excellente organisation de cet établissement; car c'est d'après les résultats obtenus sur les sujets les plus capables qu'il faut toujours juger les institutions de cette nature, les médiocrités se trouvant partout en grand nombre, et les incapacités pouvant être facilement éliminées par des examens consciencieux. Voici les circonstances de cette organisation qui me paraissent avoir le plus contribué aux succès de ces élèves :

» 1° Le casernement a l'avantage de les astreindre à la

plus grande régularité, d'économiser leur temps, de favoriser leur recueillement et de concentrer leur attention sur les seuls objets de leurs études.

» 2° Des répétiteurs, remplaçant les agrégés de nos facultés, sont chargés d'expliquer les leçons des professeurs il s'établit dans ces petits comités des relations plus intimes que dans les leçons didactiques ; des questions, des doutes, des objections peuvent éclaircir tout ce qui n'avait pas été suffisamment compris. Les leçons ne supportent pas d'interruptions, et cependant elles sont faciles dans des langues étrangères aux élèves ; il était donc indispensable de s'assurer que la traduction en avait bien rendu le sens, et qu'il avait bien été compris de tous. La liberté des conférences pouvait seule dissiper les doutes et réparer les erreurs. Ce mode d'enseignement, si différent du premier, est peut être le plus important dans de pareilles circonstances ; il n'est pas seulement utile aux élèves, il sert aussi les répétiteurs, qu'il force à méditer sur des objections imprévues, et qu'il prépare aux difficiles fonctions du professorat. Je pense donc que ces répétiteurs doivent toujours être conservés pour remplacer les cours particuliers qui se font en Europe hors des facultés.

» 3° L'enseignement de la pharmacie a lieu dans le même établissement ; cette réunion ne peut être que fort utile ; c'est le complément logique de la fusion consacrée en France des Ecoles de médecine et de chirurgie en une seule faculté.

4° Un hôpital de clinique fait partie de l'Ecole. C'est encore une pensée féconde, en ce qu'elle facilite l'intelligence de ce qu'il importe le plus de bien voir et de bien comprendre, en ce qu'elle associe, dès le début, les faits à la théorie, enfin en ce qu'elle tend essentiellement à former des praticiens, but essentiel et définitif de toute institution de cette [nature. Il en résulte encore un autre avantage important, celui de faciliter les dissections, et de faciliter les ouvertures des corps sans déplacement des élèves.

» A cette occasion, je dois faire remarquer que les plus grandes difficultés, dans l'étude de l'art de guérir, ont été vaincues avec un succès qu'il n'était pas possible d'espérer il y a trente ans. Sans anatomie, point de physiologie, point de chirurgie ni de médecine ; sans examen des organes après la mort, point de pathologie complète et positive ; c'est-à-dire, en d'autres termes, point de science de l'homme sain et de l'homme malade. Mais pour qui connaît la puissance des préjugés, surtout quand ils sont appuyés sur le fanatisme religieux, il est facile de concevoir tout ce qu'il a fallu d'efforts, d'habiletés, de persévérance pour arriver à ce point « *que les dissections et les ouvertures des corps éprouvent aujourd'hui moins d'obstacles au Caire qu'à Londres.* » Voilà une de ces conquêtes décisives qu'il y aurait de l'ingratitude à oublier parce qu'elle n'est plus contestée ; une de ces conquêtes dont il importe à tout prix de ne point laisser perdre les bienfaits. Le pas le plus difficile est franchi, ce qui reste à faire n'est rien en comparaison : il serait déplorable de n'en pas tirer tout le parti possible.

» Un autre obstacle s'opposait à l'enseignement des vérités pratiques les plus répandues en Europe ; c'était la langue. Les professeurs appelés du dehors ne pouvaient faire leur cours en arabe, et même la langue scientifique n'était pas facile. D'un autre côté, les élèves ne pouvaient consulter aucun ouvrage écrit en leur langue. Cette difficulté est à peu près vaincue aujourd'hui que la langue scientifique est créée, aujourd'hui que 80 volumes sont traduits en arabe. Je dois dire que les ouvrages originaux sont consacrés à l'usage des étudiants en Europe, mais que plusieurs bons traités manquent encore à cette collection. Je pense que c'est aux meilleures monographies qu'il faut maintenant s'attacher pour se tenir au courant des progrès scientifiques, car ce sont elles qui les exposent le mieux. Pour accélérer ces traductions, les professeurs qui en sont chargés devraient être rétribués en raison de leur travail, indépendamment de leurs appointements fixes, et c'est d'ailleurs de toute justice, puisqu'il s'agit d'une œuvre spéciale, difficile et tout à fait indépendante de leurs fonctions ordinaires.

» Pour assurer à 4 millions d'habitants les secours de l'art de guérir, il faut que le nombre des élèves entretenus à l'École soit *considérablement augmenté.*

» Une condition importante au succès de tout enseignement, c'est que le professeur ne puisse être détourné de ses fonctions par aucun motif. Je ne crois pas que tout cumul doive être proscrit, surtout dans un pays où les capacités sont rares, mais il faut que rien ne puisse arracher un professeur à son cours, car ce n'est pas seulement à lui que nuisent ces perturbations, c'est aux élèves et à l'École. — Il est indispensable que l'admission des nouveaux élèves ait lieu en même temps, et qu'elle coïncide avec l'ouverture des cours ; sans quoi les efforts des retardaires seraient infructueux pour atteindre ceux qui sont plus avancés. Ce serait pour eux une année de perdue. Il faut aussi qu'ils ne puissent être enlevés à l'établissement, pour quelque motif que ce soit, avant d'avoir complètement terminé leurs études. Les employer trop tôt, c'est arrêter leur instruction au moment le plus précieux, et cela d'une manière irréparable, en même temps que l'on nuit à la considération de l'École qui répond moralement de leur instruction. Bien plus, les élèves ne devraient en sortir, à la fin de la dernière année, qu'après des examens sérieux et avoir un certificat de capacité qui soit pour eux un véritable titre à des emplois convenablement rétribués. Les cabinets de physique, de chimie, d'histoire naturelle et les collections d'anatomie artificielle, ainsi que celle des instruments de chirurgie, enfin, la bibliothèque, devraient être annuellement augmentés, à l'aide d'un fonds spécial exclusivement affecté à cet objet et employé suivant les besoins de l'enseignement.

» Voilà ce qu'il est urgent d'établir en principe, ce qui doit être fait *immédiatement* et ce qui peut l'être sans aucun changement essentiel dans l'organisation actuelle.

» Mais il est d'autres mesures à prendre, afin d'obtenir son perfectionnement futur.

» Pour compléter l'enseignement ou pour renouveler les professeurs à mesure de leur extinction, il vaudrait mieux, sous tous les rapports, envoyer en Europe les élèves les plus capables, que d'appeler ici de nouveaux savants étrangers. C'est le seul moyen d'arriver le plus tôt possible à l'enseignement de la langue arabe. Mais cela ne suffit pas pour assurer l'avenir, il faut préparer de longue main la première éducation des enfants, dans des établissements spéciaux où ils puissent recevoir les éléments indispensables d'une éducation littéraire et scientifique qui aplanisse les abords de l'enseignement médical proprement dit. Enfin, il faut que les plus capables soient attirés vers ces études ingrates et difficiles par leurs dispositions spéciales, et non par les caprices du hasard. Car on ne fait bien que ce qu'on a de l'aptitude à bien faire. Mais pour que les parents favorisent ces inclinations, il faut qu'ils sachent que leurs enfants y trouveront un avenir lucratif et surtout honorable. C'est ce qui ne saurait avoir lieu tant que l'École n'aura pas le droit de délivrer des diplômes qui soient des titres *incontestables* à l'obtention de certains grades, de certaines fonctions dans le militaire et dans le civil. La capacité peut être facilement constatée par des examens, et le diplôme est le cachet de cette capacité. Mais quant à la moralité de ceux qui sont reçus elle doit naître du désir de conserver une position honorable; elle doit être assurée par un traitement suffisant pour les mettre à l'abri des tentations de la cupidité. La première condition à remplir pour obtenir des fonctionnaires irréprochables, c'est de les mettre au-dessus du besoin ; c'est alors seulement qu'on pourra destituer sans pitié ceux qui manquent de délicatesse. C'est aux examinateurs de l'École à bien constater la capacité, c'est au pouvoir à développer la moralité.

» A la fin de la 5me année, tous les étudiants ne seraient certainement pas jugés dignes d'obtenir le diplôme de docteurs, et cependant ils ne seraient pas entièrement incapables, puisqu'ils ne seraient parvenus jusqu'à la 5me année qu'après une série d'épreuves répétées chaque année. Que faudrait-il en faire ? L'équivalent de nos officiers de santé : ils en sauraient toujours plus que tant d'autres qui pratiquent aujourd'hui sans titres suffisants, beaucoup plus surtout que les barbiers de village auxquels on est forcé d'avoir recours pour les vaccinations, dans les petites localités et pour constater les décès. Je pense, comme on l'a proposé, que l'on doit ajouter une sixième année aux études : elle serait plus particulièrement consacrée aux cliniques, et la nouvelle faculté serait plus sûre de fournir des praticiens expérimentés.

» En Égypte, comme dans tout l'Orient, des préjugés invincibles s'opposent à ce que des hommes soient appelés à pratiquer des accouchements, et même les praticiens rencontrent de tels obstacles, quand il s'agit de traiter des femmes, qu'elles sont en réalité privées des bienfaits de l'art; car il existe de telles entraves à toute exploration que les avantages de l'expérience et de la science sont entièrement perdus. Cependant la moitié de la population ne devait pas rester toujours livrée aux aveugles routines des plus ignorantes matrones. Après bien des années d'active persévérance, Clot-Bey est encore parvenu à remplir cette importante lacune en établissant au Caire une École de sages-femmes qui a pris successivement les plus heureux développements, malgré bien des obstacles de tout genre.

» Cette École est maintenant dirigée avec autant d'intelligence que de fermeté par mademoiselle Leweillion, formée à la Maternité de Paris, où elle avait obtenu un *grand prix* à la suite d'un brillant concours.

» Cette École d'accouchement est établie sur les mêmes bases que l'École de médecine du Caire. Les élèves y reçoivent leur éducation première. L'instruction scientifique ne comprend pas seulement l'étude des accouchements, elle s'étend encore aux maladies des femmes et des enfants, à tout ce qui concerne les soins maternels, afin d'en faire de véritables médecins pour leur sexe. Un hôpital de femmes est annexé au local où se font les leçons, en sorte que les élèves suivent les cliniques et font le service des malades en même temps qu'elles reçoivent l'enseignement théorique, passant ainsi constamment de l'exemple au précepte et réciproquement. L'établissement compte aujourd'hui 60 élèves ; c'est déjà beaucoup sans doute, mais il s'en faut que ce nombre soit suffisant pour les besoins du pays. La durée des études est de six ans, et ce n'est pas trop pour des jeunes filles qui ne savent pas même lire en entrant dans l'établissement ; cependant celles qui en sont sorties rendent déjà de très grands services.

» Dans ces examens qui ont duré près de deux jours, je me suis assuré, comme je l'avais fait à l'École de médecine, que les réponses des élèves sages-femmes n'étaient pas modifiées par les interprètes ou retenues de mémoire. D'ailleurs, dans les manœuvres simulées sur le mannequin, et dans les démonstrations anatomiques faites sur des pièces préparées, il m'était facile de constater une entière intelligence des choses. J'ai vu surtout avec satisfaction ces jeunes filles sortir presque toujours avec bonheur et précision des objections que je leur posais, et de difficultés quelquefois très-embarrassantes. Ces épreuves multipliées font un grand honneur à la méthode et au savoir de la directrice, et elles me donnent une haute idée de ce qu'on doit espérer de cet utile établissement ; il me paraît destiné à servir de modèle à tous les pays soumis aux même préjugés et aux mêmes mœurs.

» Quant les praticiens sont exclus du traitement des maladies propres aux femmes, et même en réalité du traitement des autres affections auxquelles elles sont exposées comme les hommes, il était nécessaire, comme on l'a fait, de pousser aussi loin que possible l'instruction des sages-femmes, afin qu'elles pussent être des médecins pour leur sexe.

» Je pense donc que le pouvoir ne peut accorder trop de protection à cet annexe indispensable de l'École de médecine. Dans cette question comme dans toutes les autres, le plus difficile est fait, puisque les préjugés ont été vaincus. Il y aurait une impardonnable incurie à laisser perdre aujourd'hui le fruit de tant d'efforts persévérants.

» En résumé, la solidarité qui s'est établie entre tous les intérêts et tous les peuples est devenue tellement intime, que les institutions les plus utiles à l'humanité sont les plus sûres garanties du pouvoir tant au dedans qu'au dehors.

» La santé publique est le besoin le plus urgent et le plus impérieux de toutes les populations, mais en Égypte elle est plus particulièrement liée que partout ailleurs à la prospérité du pays, à causes des graves entraves apportées au commerce par les quarantaines, entraves qui ne cesseront que lorsque l'Europe sera suffisamment rassurée sur l'état sanitaire du pays.

» La médecine tient à toutes les sciences et doit en populariser l'étude; mais il ne suffit pas d'en favoriser l'enseignement, il faut que ce soit une véritable carrière pour ceux qui s'y livrent, et qu'ils y trouvent une existence honorable, une position assurée contre les caprices de l'arbitraire, et toujours en rapport avec leur mérite et leur conduite; c'est ce qui ne peut être obtenu que par un mode constant et régulier d'avancement, qu'il faudrait établir mûrement et suivre d'une manière invariable. — Mais cette grave question se rattachant à l'administration, je ne puis que poser le principe, sans entrer dans aucun détail d'application.

» Je vous ai soumis, Monsieur le ministre, ces réflexions dans l'intention de m'acquitter envers l'Égypte de l'honorable hospitalité dont j'ai constamment été l'objet depuis mon arrivée. Je vous prie d'y voir aussi l'expression des souvenirs agréables que m'ont laissés mes rapports avec Votre Excellence.

» Caire, le 1ᵉʳ février 1849.

» Signé : LALLEMAND. »

NOTE.

OUVRAGES TRADUITS.

1. Éléments de philosophie naturelle, servant d'introduction à l'étude de la médecine ; compilé par Clot-Bey, traduit par Anhouri. 1 vol.
2. Traité de physique, par Ajasson et Fouché, avec des additions de l'ouvrage de Pelletan ; traduit par Anhouri. 1 vol.
3. Éléments de chimie, par Thénard ; traduit par Perron. 5 vol.
4. Leçons de chimie élémentaire, par Girardin ; traduit par Bédaoui Solène. 1 vol.
5. Traité des essais, par Vauquelin ; traduit par Assanen-Ali. 1 vol.
6. Éléments de botanique, par Richard, avec additions de M. Figari ; traduit par Anhouri. 1 vol.
7. Cours élémentaire de minéralogie et de géologie, par Beudant ; traduit par Ahmet-Nada. 1 vol.
8. Éléments de zoologie, par Favrot, avec additions de M. Husson ; traduit par Ahmet-Béhit. 1 vol.
9. Traité de matière médicale, par Trousseau et Pidoux, avec additions d'Ahmet-Raschidi ; traduit par le même. 2 vol.
10. Éléments de toxicologie, par Orfila ; traduit par Assan-Raschidi. 2 vol.
11. Éléments de pharmacologie, par Soubeiran ; traduit par Assan-Raschidi. 2 vol.
12. Formulaire des hôpitaux, par les membres du conseil général de santé ; traduit par Assan-Raschidi. 1 vol.

13. Manuel d'anatomie descriptive, par Bayle, avec additions de Gaëtani-Bey ; traduit par Anhouri. 2 vol.
14. Anatomie descriptive, par Cruveilhier ; traduit par Chabassy. 4 vol.
15. Manuel de l'anatomiste, par Lauth ; traduit par Chabassy, avec additions du traducteur. 1 vol.
16. Abrégé d'anatomie générale, compilé par Gaëtani-Bey ; traduit par Nabaraoui. 1 vol.
17. Anatomie pathologique, par Andral ; traduit par Chaffy. 1 vol.
18. Anatomie des régions, par Blandin ; traduit par Osman-Ibrahim. 1 vol.
19. Abrégé de physiologie ; compilé par le docteur Seisson, traduit par Ali-Hébé. 1 vol.
20. Physiologie, par Richerand, avec additions de Bérard ; traduit par Issaoui. 3 vol.
21. Petite chirugie, par Bourgery ; traduit par Mohamed-Ali, avec additions du traducteur. 1 vol.
22. Bandages et appareils, par Gerdy ; traduit par Nabaraoui. 1 vol.
23. Éléments de chirurgie, par Bégin, augmenté par Clot-Bey ; traduit par Anhouri, 2 vol.
24. Traité de chirurgie générale, par Boyer ; traduit par Mohamed-Ali. 4 vol.
25. Éléments d'orthopédie, compilé et traduit par Ahmet-Raschidi. 1 vol.
26. Manuel de médecine opératoire, par Malgaigne, augmenté et traduit par Mohamed-Ali. 2 vol.
27. Pathologie interne, par Roche ; traduit par Anhouri. 2 vol.
28. Séméiologie, par Emengard, traduit par Mustapha-el-Ouati. 1 vol.
29. Manuel de clinique médicale, par Martinet ; traduit par Chaffy. 1 vol.
30. Thérapeutique, par Martinet ; traduit par Chaffy. 1 vol.
31. Maladies des femmes, par Kok ; traduit par Ahmet-Raschidi. 1 vol.
32. Maladies des enfants, par Billard ; traduit par Moustapha-el-Ouati. 1 vol.
33. Maladies des enfants, par Clot-Bey ; traduit par Chaffy. 1 vol.

34. Manuel des maladies vénériennes, par Ricord ; traduit par Mustapha-el-Ouati. 1 vol.
35. Maladie de la peau, par Rayer et Cazenave, traduit par Ahmet-Raschidi. 1 vol.
36. Pertes séminales, par Lallemand ; traduit par Moustapha-Soukky. 1 vol.
37. Traité d'accouchement, par Velpeau ; traduit par Ahmet-Raschidi. 2 vol.
38. Maladies des yeux, par Lawrence ; traduit de l'anglais, par Billard, avec additions de Wensel et Sichel, et d'un formulaire de médicaments employés pour ces maladies ; traduit par Ahmet Raschidi. 1 vol.
39. Chirurgie oculaire, par Jœger ; traduit de l'allemand par Deval, et en arabe par Hussen-Off. 1 vol.
40. Traité de l'art du dentiste, par Désiré Abbat ; traduit par Moustapha-el-Ouati et Osman-Ibrahim. 2 vol.
41. Traité d'hygiène privée, publique, militaire et navale, compilé des meilleurs auteurs, et appliqué spécialement à l'Égypte, par Clot-Bey ; traduit par Chaffy. 2 vol.
42. Médecine légale, par Sédillot, adaptée à la législation de l'Égypte ; traduit par Chaffy. 1 vol.
43. Traité de médecine populaire, destinée particulièrement aux sages-femmes, aux chirurgiens-barbiers, et aux personnes étrangères à la science, contenant :
   1° Notions d'anatomie et de physiologie ;
   2° Notions d'hygiène privée et publique ;
   3° Soins à donner aux femmes en couches ;
   4° Maladies particulières aux femmes et aux enfants ;
   5° Description et traitement des maladies les plus communes en Égypte.
   6° Éléments de chirurgie et soins à donner dans les cas les plus ordinaires ;
   7° Notions de pharmacie et recueil de formules ;
      Par Clot-Bey ; traduit par Chaffy. 2 vol.
44. Vade-mecum du chirurgien militaire, par Sarlandière ; traduit par Anhouri. 1 vol.

45. Instruction sur la vaccination, par Clot-Bey; traduit par Ahmet-Raschidi. 1 vol.
46. Instruction sur la fièvre intermittente, par Clot-Bey; traduit par Anhouri. 1 vol.
47. Instruction sur la dyssenterie d'Égypte, par Clot-Bey; traduit par Chaffy. 1 vol.
48. Instruction sur la peste, par Clot-Bey; traduit par Chaffy. 1 vol
49. De la peste, par Clot-Bey; traduit par Moustapha-el-Ouati. 1 vol.
50. Aphorismes d'Hippocrate. 1 vol.
51. Vocabulaire des termes de médecine, augmenté de tous les termes arabes extraits des auteurs anciens, par Nysten; traduit par tous les professeurs de l'École. 1 vol.
52. Dictionnaire des Dictionnaires de médecine, par Fabre; traduit par tous les professeurs. 8 vol.

Total : 52 ouvrages, formant 88 volumes.

TABLE.

Avant-propos.................................... 5

PREMIÈRE PARTIE.

ORGANISATION DE L'ÉCOLE DE MÉDECINE.

I.	Difficultés qu'il a fallu vaincre...............	15
II.	Système collégial appliqué à l'École...........	16
III.	Annexion de l'École de médecine au grand hôpital.	ib.
IV.	Doctrines de l'École de Paris adoptées comme base de l'enseignement........................	17
V.	Nombre d'élèves que l'École devrait entretenir...	ib.
VI.	Travaux des traducteurs.....................	18
VII.	Répartition des matières de l'enseignement......	20
VIII.	Service de l'hôpital fait par les professeurs......	21
IX.	Nécessité d'une instruction préparatoire........	ib.
X.	Durée des études...........................	22
XI.	Des examens annuels et des vacances..........	23
XII.	Nécessité de donner de la publicité aux examens..	ib.
XIII.	Passage d'une classe à l'autre................	24
XIV.	De la sortie des élèves.......................	ib.
XV.	Renouvellement des élèves....................	25

XVI.	Choix des professeurs	25
XVII.	Instruction pratique	26
XVIII.	Désir exprimé de voir l'École de médecine du Caire érigée en Faculté	27
XIX.	Surcroît de fonctions imposées aux professeurs	28
XX.	Matériel dont l'École a besoin	29
XXI.	Résultats obtenus	30

DEUXIÈME PARTIE.

ÉCOLE D'ACCOUCHEMENT.

I.	......	33
II.	Enseignement préparatoire et accessoire	34
III.	Enseignement spécial théorique	ib.
IV.	Enseignement spécial pratique	35
V.	Personnel enseignant	ib.
VI.	Durée des études	36
VII.	Avantages déjà obtenus	ib.

TROISIÈME PARTIE.

SERVICE MÉDICAL.

I.	Composition du corps médical	39
	Tableau du personnel existant	40
II.	Pharmacie centrale	42
III.	Division du corps médical	ib.
IV.	De l'avancement	43
V.	Conseil général de santé	45
VI.	Partie administrative	46
VII.	Avantages que l'Égypte retire du service médical	47
VIII.	Service de la vaccination	48
IX.	Des chirurgiens-barbiers	49

QUATRIÈME PARTIE.

RAPPORT DU PROFESSEUR LALLEMAND.

I.	....	53
II.	Procès-verbal des examens faits par le professeur Lallemand à l'École de Médecine..............	58
III.	Procès-verbal des examens de l'École d'accouchement..	62
IV.	Lettre du professeur Lallemand, adressée à Clot-Bey..	65
V.	Rapport..	67

Ouvrages traduits....................................... 85

www.ingramcontent.com/pod-product-compliance
Lightning Source LLC
LaVergne TN
LVHW050633090426
835512LV00007B/823